# QUELQUES CONSIDÉRATIONS

SUR LES

# OPÉRATIONS DENTAIRES



PAR

ÉMILE SCHWARTZ

*Chirurgien-Dentiste*

**DIPLOMÉ DE L'ÉCOLE DENTAIRE DE PARIS**

CHIRURGIEN-DENTISTE DES HOPITAUX, DU LYCÉE,
DES ÉTABLISSEMENTS DE BIENFAISANCE ET DE DIVERS PENSIONNATS
DE LA VILLE DE NIMES.

**TROISIÈME ÉDITION**

NIMES
IMPRIMERIE CLAVEL ET CHASTANIER
F. CHASTANIER, SUCCESSEUR
12 — rue Pradier — 12

1889

# QUELQUES CONSIDÉRATIONS

SUR LES

# OPÉRATIONS DENTAIRES

PAR

ÉMILE SCHWARTZ

*Chirurgien-Dentiste*

DIPLOMÉ DE L'ÉCOLE DENTAIRE DE PARIS

CHIRURGIEN-DENTISTE DES HOPITAUX, DU LYCÉE,
DES ÉTABLISSEMENTS DE BIENFAISANCE ET DE DIVERS PENSIONNATS
DE LA VILLE DE NIMES.



TROISIÈME ÉDITION

NIMES
IMPRIMERIE CLAVEL ET CHASTANIER
F. CHASTANIER, SUCCESSEUR
12 — rue Pradier — 12

1889

# TABLE

# AVANT-PROPOS

—

En publiant cet opuscule nous avons voulu rendre service à nos lecteurs.

Il n'est presque personne, à notre époque, qui ne reconnaisse l'absolue nécessité de soigner ses dents. Chaque jour, en effet, nous pouvons voir, par les autres et par nous, les inconvénients d'une mauvaise dentition.

Le mal de dents est redouté comme une douleur insupportable. Ceux dont les dents sont gâtées, ceux à qui il en manque savent combien la mastication est difficile. Nombre de maladies de l'estomac n'ont pas d'autre cause qu'une mastication imparfaite. Est-il besoin de mentionner l'odeur repoussante, l'haleine fétide, qui nous éloigne des personnes dont les dents sont cariées, et la prononciation défectueuse, souvent ridicule, occasionnée par la chute des dents ?

Non, tout le monde connait les dangers auxquels s'exposent volontairement ceux qui négligent de soigner leurs dents. Mais, soit insouciance, soit autre prétexte, ils n'y songent que trop tard. Pourtant il leur serait facile de se préserver de bien des maux, et nulle part plus qu'ici le proverbe ne dit vrai : « Mieux vaut prévenir que guérir ».

Or, c'est à prévenir que nous nous attachons surtout.

Nous exposerons donc, en un résumé succinct, les diverses opérations que pratique le dentiste, opérations qui consistent moins à arracher qu'à guérir les dents.

Et nous sommes persuadés que nos lecteurs, quand ils se seront fait une idée de nos opérations et de leur utilité, hésiteront moins à faire soigner leurs dents.

Nous n'avons pas la prétention d'écrire un traité de l'art dentaire. Des maîtres l'ont fait. Qu'il nous soit permis de rendre ici un public hommage au plus illustre d'entre eux, à M. le docteur Magitot, de Paris, à qui nous devons les premiers travaux scientifiques dentaires qui aient été écrits : ses recherches incessantes, lui ont assuré le premier rang parmi les savants.

Elevé dans le cabinet d'un père, qui lui-même était un maître-praticien, nous avons embrassé avec ardeur une profession où il avait conquis la confiance de ses compatriotes. Si nos recherches personnelles, notre expérience déjà longue, due à un travail de tous les jours, pouvaient contribuer dans une mesure, même modeste, à l'avancement de la science dentaire, nous nous estimerions heureux : notre but serait atteint.

# QUELQUES CONSIDÉRATIONS

SUR LES

# OPÉRATIONS DENTAIRES

## CHOIX D'UN DENTISTE.

Le docteur Fonsagrives, de la Faculté de Montpellier, en présence de l'augmentation croissante du charlatanisme et de l'exploitation de certains dentistes étrangers, écrivait les lignes suivantes qui démontrent l'importance que le savant professeur attachait au choix à faire quand il s'agit de consulter un dentiste :

« *L'art du dentiste exige, pour être bien exercé, une somme de connaissances très considérable et une conscience d'autant plus nécessaire que ses arrêts sont moins discutés. Par malheur, les dentistes sérieux sont rares, et les dentistes charlatans, qui se font de beaux et faciles revenus par l'exploitation des mâchoires humaines, fourmillent au contraire : on en trouve à tous les degrés, depuis le dentiste de la calèche qui extirpe une dent entre l'exhibition d'un ténia et l'annonce d'une eau merveilleuse, jusqu'au dentiste exotique, qui n'a souvent pour bagage scientifique que son qualificatif d'étranger. Qui distinguera entre les dentistes qui prennent leur art au sérieux et ceux qui l'exploitent ? Le médecin, qui a qualité pour les classer et auprès duquel les familles soucieuses de ne pas courir des aventures doivent soigneusement se renseigner.* »

Nous livrons ces sages conseils à nos lecteurs, en les engageant à ne pas se fier aux annonces des journaux leur promettant des procédés et des systèmes merveilleux. Nous ajouterons aussi qu'il est puéril de croire que tout dentiste étranger soit un grand artiste ; ce n'est pas, en effet, la nationalité qui donne l'habileté et le talent.

C'est la pratique journalière, c'est l'étude, c'est l'amour de son art, qui font du dentiste un opérateur apte à rendre de sérieux et solides services. Et Dieu merci, à bien considérer, la France n'est pas la moins bien partagée sous le rapport de la science dentaire.

Les Écoles dentaires de Paris, dont le mérite n'est contesté, tant par l'élévation de leurs études que par les progrès que l'on y fait, seront bientôt les deux établissements d'odontologie les plus importants du monde, d'où sortent des opérateurs les plus distingués.

Fig. 1

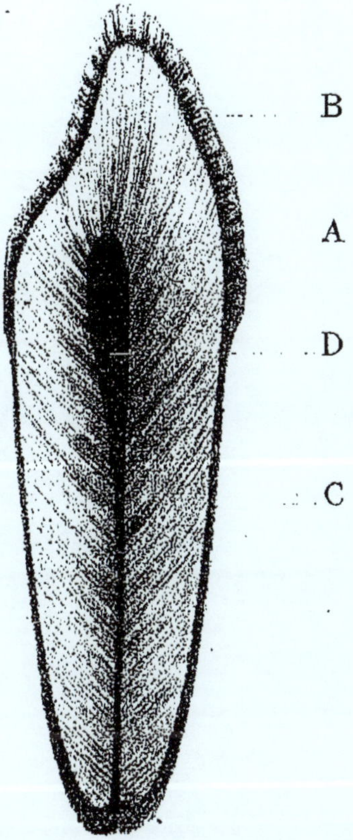


Coupe verticale d'une dent incisive

*(d'après Magitot).*

A *Ivoire.*
B *Email.*
C *Cément.*
D *Pulpe ou Nerf dentaire.*

## STRUCTURE DES DENTS.

La dent, principale organe de la mastication, diffère essentiellement des os.

La dent se divise en deux parties : la *couronne* et la *racine*. Leur point de jonction s'appelle collet.

Elle se compose de quatre éléments :

1° *L'ivoire ;*

2° *L'émail :*

3° *Le cément ;*

4° *La pulpe* ou *nerf dentaire.*

L'*ivoire* constitue la dent proprement dite ; cette substance, sillonnée de nervicules qui la rendent sensible, est très sujette à la carie.

L'*émail* couvre la partie d'ivoire constituant la couronne. C'est une substance très dure, insensible, beaucoup moins exposée à se décomposer que l'ivoire qu'il enveloppe et protège.

Le *cément*, substance osseuse, transparente, recouvre la racine du collet à son extrémité, et est en communication intime avec le périoste alvéolaire.

Enfin la *pulpe* est logée dans une cavité creusée au milieu de la dent, se prolongeant par un petit canal jusqu'au bout de la racine. La pulpe est formée de nerfs et de vaisseaux sanguins. C'est la partie de la dent la plus sensible et le siège de violentes douleurs dès que la décomposition de la dent la met à nu.

Le *périoste* est la membrane de nutrition de la dent reliant la racine à l'alvéole. Il est aussi le siège de bien des douleurs.

L'*alvéole* est la cavité creusée dans les maxillaires dans laquelle est logée la dent.

# DE LA CARIE.

La *carie* est la cause la plus générale de la perte des dents : elle épargne peu de personnes. Le seul moyen préventif de la carie que l'on ait constaté jusqu'ici est la propreté absolue et constante des dents.

Longtemps on a cru à l'existence d'une carie interne se formant sous l'émail. Mais des recherches patientes, une observation attentive, ont démontré que toutes les caries ont une origine externe.

La carie est la conséquence de l'altération progressive de la couronne de la dent, altération qui entraînerait la disparition totale de l'organe, si elle n'était arrêtée par les moyens curatifs dont dispose la science.

Le principal agent provoquant la carie est la salive qui, composée de substances acides ou alcalines, attaque l'émail. La décomposition des particules alimentaires qui séjournent dans les interstices dentaires ou dans les anfractuosités des molaires, est, avec la salive, la cause la plus puissante qui détermine la carie.

La science recherche si les micropes ne jouent pas un rôle dans la formation, ou plutôt dans la naissance de la carie ; ce qui est acquis depuis fort longtemps, c'est la présence de baciles pathogènes dans les couches de carie entrainées sans doute par la salive.

La carie se transmet d'une dent à l'autre par la contiguïté : une dent cariée en contact avec une dent saine lui communique son mal.

Enfin la carie est héréditaire dans certaines familles.

# MARCHE DE LA CARIE (1)

A son début, la carie se présente sous l'aspect d'un *point* ou d'une *fissure*. Le point est commun à toutes les dents et se révèle toujours par une teinte bleue ou blanchâtre ; la fissure est particulière à la partie triturante des molaires et a l'apparence d'une ligne fine tracée à l'encre sur la dent.

La carie est limitée d'abord à l'émail, qui se décompose lentement et semble résister à l'invasion et au développement du mal ; mais peu à peu la cavité augmente, elle atteint l'ivoire où les ravages vont plus vite.

Jusque là la carie est *simple*, ou, comme nous disons « à *son premier degré* ». La cavité est généralement insensible au toucher d'un instrument.

A mesure que la carie augmente, elle se dirige vers le centre de la dent et atteint bientôt le nerf. Quand cet organe est touché et mis à nu, les souffrances arrivent, souvent vives. La carie *profonde* est à « *son second degré* ». — Alors commencent les complications.

(1) Pour bien nous faire comprendre et éviter un classement et des explications scientifiques, nous divisons ici les degrés de la carie en deux parties seulement.

## CARIE SIMPLE : (*1<sup>er</sup> degré.*)

### SON TRAITEMENT.

Nous avons dit qu'à son début la carie se bornait à une fissure se limitant souvent à l'émail, parfois pénétrant dans l'ivoire.

Jusqu'ici rien ne révèle l'existence de cette carie, si ce n'est une certaine sensibilité au contact du chaud ou du froid, des aliments sucrés ou acides.

Nombre de personnes ne s'inquiètent pas d'une carie qui débute, *sous prétexte qu'elles n'en souffrent point.*

C'est contre cette erreur qu'il faut lutter : Nous démontrerons que la perte des dents est généralement due à cette négligence, nous pourrions dire à ce faux raisonnement.

Que nos lecteurs se pénètrent donc bien de ceci : *Dès qu'une dent est atteinte de carie, quelque restreinte que soit celle-ci, il faut, sans aucun retard, la faire soigner.*

Et voici les avantages de ces soins immédiats : Les dents atteintes de carie au 1er degré sont presque toutes insensibles. La cavité peut en être nettoyée sans la moindre douleur. Peu cave encore, la dent est parfaitement apte à recevoir et à retenir la substance obturatrice (l'or de préférence). En garnissant la cavité, on enraie la marche de la carie. L'aurification, faite dans ces conditions, est une opération d'une durée indéfinie. De plus, elle a ce précieux mérite d'être une opération de courte durée : *elle se fait en une séance et ne demande aucun traitement préalable,* ce qui n'a pas lieu pour les dents atteintes de carie au 2e degré.

FIG. 2

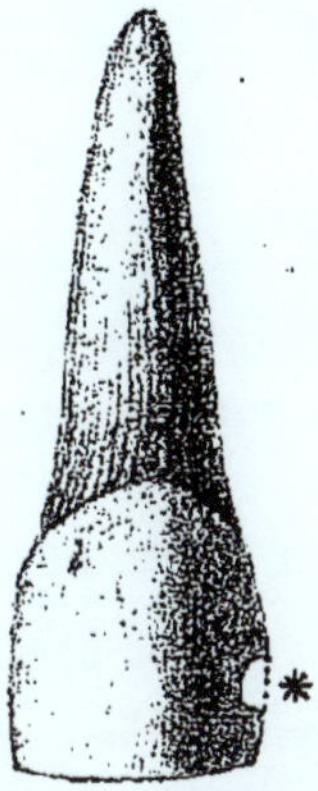

*Commencement de Carie sur la partie latérale d'une dent incisive* *

FIG. 3

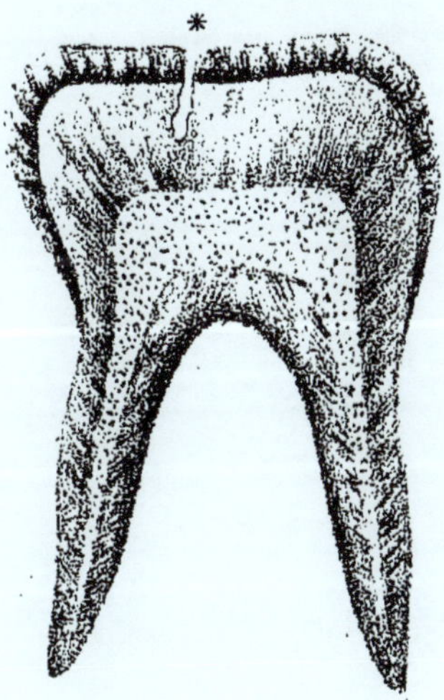

FIG. 4

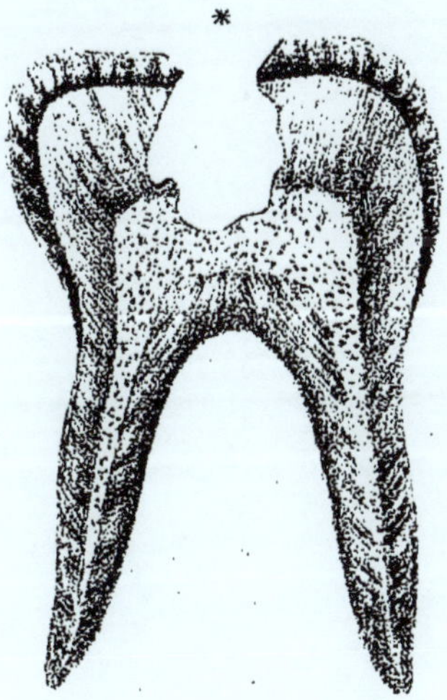

Coupe d'une dent molaire *montrant* Fig. 3. *une fissure* * *qui est le siège d'une Carie simple et* Fig. 4 *la Carie profonde* * *ayant atteint la Pulpe.*

## CARIE PROFONDE *(2e degré.)*

### SON TRAITEMENT.

Nous disions plus haut que, lorsque la carie a atteint le centre de la dent et mis le nerf à nu, les complications commencent. En effet, dès que le nerf, qui est d'une sensibilité excessive, est exposé au contact des aliments et de l'air, et subit la pression de la mastication, le patient éprouve des douleurs très vives, qui, parfois, durent des journées entières. C'est sous l'impression de la souffrance, et *à ce moment seulement*, que l'on songe à consulter le dentiste.

Le premier soin doit être de calmer le mal. Puis on cautérise le nerf par des pansements. Quand la cautérisation est complète, un ou deux pansements antiseptiques dans les racines sont nécessaires ou utiles. Enfin, pour être sûr de la guérison, nous garnissons la dent *provisoirement* d'une substance que nous laissons en place de vingt à trente jours. Ainsi nous nous assurons que la cautérisation n'a produit aucune inflammation et nous obturons.

Une complication qui se présente fréquemment est l'inflammation chronique du périoste, occasionnée par la morbidité du nerf et causant des abcès simples ou alvéolaires avec fluxions périodiques.

Le traitement des dents ainsi atteintes est long et souvent sans résultat. Au cas où il ne réussit pas, il faut enlever la dent pour éviter les nécroses dont les suites sont toujours graves.

Si l'inflammation n'est pas trop chronique et si le périoste présente des parties saines, la dent extraite peut, après avoir été mise en bon état, être replacée dans son alvéole.

C'est au docteur Magitot que l'on doit le retour à la réimplantation ; c'est lui qui tenta de la faire entrer dans la pratique journalière.

Certes, l'opération est curieuse ; mais dans la pratique, le principal obstacle qu'elle rencontre vient de la personne même à qui on veut l'appliquer, surtout quand il s'agit d'une dent ayant occasionné de fortes souffrances.

La raison, peut, il est vrai, vaincre toutes les résistances, pourvu surtout que la coquetterie se mêle de l'affaire, comme lorsqu'il s'agit d'une dent de devant. Dans les cas, où nous l'avons tentée, elle nous a donné des résultats satisfaisants.

On voit, disons-le en terminant ces quelques observations sur la carie, combien grave peut devenir la maladie d'une dent négligée ; quels ennuis, quelles vives douleurs attendent ceux qui tardent trop à se soumettre à un traitement sérieux.

## DES OBTURATIONS *(dits plombages).*

L'*obturation* est une des spécialités les plus importantes du dentiste. Elle demande autant de science que d'art et d'habileté, puisqu'il s'agit de reconstituer, de conserver un organe des plus importants.

L'obturation a pour but *d'arrêter la carie*, et consiste à garnir la cavité d'une dent après en avoir enlevé toutes les parties décomposées.

Pour pratiquer l'obturation d'une dent, il faut que celle-ci ait été mise dans un état propre à cette opération, afin qu'elle ne soit suivie d'aucune complication. Il faut bien se garder d'emprisonner les causes de douleur, comme dit le proverbe, « d'*enfermer le loup dans la bergerie* ».

Les dents cariées au 1er degré peuvent presque toutes être obturées sans traitement préable, c'est-à-dire, à la première visite du dentiste.

Les dents cariées au 2e degré, qui sont douloureuses, ne peuvent être obturées sans traitement. On ne peut plomber ou aurifier une dent qui fait mal.

Dans des cas, rares, il est vrai, le dentiste peut obturer une dent, lors même que le nerf est nu ; mais il faut que la cavité soit favorablement située.

Avant d'obturer une dent, il faut enlever la carie avec soin, sans en laisser ni débris ni trace, car la carie continuerait sa marche et tout serait à refaire.

Les substances employées de préférence pour les obturations sont : 1° *l'or fin* ; 2° *le mastic d'argent* ; 3° *le ciment-émail* ou mastic blanc.

C'est à l'or, employé depuis des temps reculés, que nous donnons la préférence.

L'or a le grand avantage de ne jamais s'altérer et de ne pas changer la nuance de la dent.

L'aurification est connue en France depuis plusieurs siècles, ainsi que le témoigne la communication suivante tirée des annales de la région, et que nous devons à l'obligeance de M. le docteur Planche, médecin-inspecteur des Eaux de Balaruc (Hérault).

« Il y a six ou sept ans, pendant une réparation au pavage de l'Eglise de Maguelonne, on découvrit une excavation où se trouvait un cercueil en plomb. Prié de l'ouvrir, je vis le squelette magnifiquement conservé de Mgr Pélissier, ancien évêque de la dite église, mort en 1536. La lumière des lampes qui m'éclairaient dans mes recherches fit briller dans la bouche de l'évêque un métal que je reconnus être de l'or. Je constatai que des dents étaient obturées avec ce métal. La quantité d'or me parut assez considérable, et je me rappelle que, sur le moment, je crus voir des dents complètement en or. Je puis dire et affirmer que ce prélat avait trois ou peut-être quatre dents aurifiées. » On a découvert des crânes des époques grecque et romaine avec des dents aurifiées. Ainsi on employait l'or depuis des temps bien reculés.

Toute dent cariée au 1er degré doit être aurifiée ; et si l'opération a été bien faite, la dent durera autant que celui qui en use et ne sera plus le siège d'autres douleurs.

Mais, comme toutes les dents ne peuvent pas être aurifiées, on emploie les mastics d'argent ou les mastics blancs.

Il est même des cas où l'on ne peut employer que ces dernières matières.

C'est au dentiste sérieux à savoir choisir et approprier les substances aux différents cas.

## VISITE DE LA BOUCHE.

Quiconque a souci de ses dents fait visiter sa bouche par son dentiste tous les trois mois au moins : la carie, une altération des gencives, peuvent se déclarer sans que l'on ait ressenti la plus légère douleur.

Ces visites périodiques ont une très grande importance au point de vue de la conservation des dents.

Que nos lecteurs étudient bien ce que nous disons de la *carie simple, 1^er^ degré*, ils seront convaincus que ce n'est qu'un examen minutieux et répété qui peut révéler ces caries insensibles et peu profondes.

Attendre qu'une dent devienne douloureuse, c'est vouloir la perdre. Nous engageons donc vivement nos clients à prendre l'habitude de faire visiter leurs dents quatre ou cinq fois par an.

## HYGIÈNE DE LA BOUCHE.

On ne doit pas, pour se soigner les dents, attendre qu'elles soient gâtées ou qu'elles vous fassent souffrir ; elles demandent un entretien constant. Les soins qu'il faut prendre sont d'ailleurs fort simples : il suffit de se frotter les dents chaque jour avec une brosse douce trempée dans une eau dentifrice ou chargée d'une petite quantité de poudre préparée à cet effet et de se rincer la bouche ensuite. Il est bon d'accomplir ce détail de toilette le matin, afin d'enlever le limon tartreux qui se dépose sur les dents pendant la nuit. On peut n'employer la poudre que tous les deux ou trois jours, mais les personnes dont les dents sont fortement sujettes au dépôt de tartre doivent s'en servir tous les jours.

Les dentifrices acidulés doivent être absolument bannis: ils sont la ruine des dents ; nous en dirons autant des poudres à base de charbon de ponce ou de corail, qui provoquent le déchaussement des dents à cause de l'insolubilité de ces substances.

Il faut apporter beaucoup de prudence dans le choix des dentifrices. Ils sont si nombreux qu'ils finissent par inspirer une sainte défiance. N'usons donc que de ceux qu'une réputation méritée et de salutaires effets ont consacrés.

Il ne nous plaît pas, dans un opuscule où nous ne voulions parler que des principales questions du dentiste, d'entretenir nos lecteurs d'un dentifrice qu'ils connaissent depuis longtemps. Nous ne voulons pas non plus nous appuyer sur les témoignages flatteurs et les récompenses que les jurys des expositions de Paris, Marseille, Melun, Nice, Montpellier, nous ont accordées, pour louer un produit dont ils ont minutieusement étudié les éléments, la préparation et les effets.

Toutefois, dans l'intérêt même de nos clients, nous considérons comme un devoir de leur dire que nos dentifrices, éminemment toniques et résolutoires, ont toutes les qualités que l'on recherche dans ces préparations.

La propreté de la bouche est indispensable pour la conservation des dents, et préventive de la carie et du déchaussement des dents occasionnés par le tartre.

Maury, dans son traité de l'art dentaire, dit que le tartre est, après la carie, la cause la plus fréquente de la perte des dents. Nous constatons, en effet, journellement, que des personnes dont les dents sont épargnées par la carie, les voient, grâce à une déplorable négligence, tomber, vers la cinquantaine, sous l'influence pernicieuse du tartre.

Pour nettoyer les dents, il faut user de la brosse et non de linge. Autant la première est efficace, autant le second est mauvais. En effet, il tasse le limon tartreux dans les interstices des dents. La brosse, au contraire, l'en fait sortir. — Nous combattrons donc toujours ceux qui prétendent que la brosse use l'émail et déchausse la dent. Mais il faut que la brosse soit, par sa force ou sa souplesse, en rapport avec l'état des gencives. Aussi ne serait-il pas mauvais de consulter le dentiste, même sur le choix de la brosse.

## DE L'EXTRACTION.

L'extraction des dents, que l'on pratique si souvent et parfois bien à tort, n'est pas toujours une opération facile. Il faut, pour s'en acquitter convenablement, des connaissances spéciales, de la dextérité et de la prudence. — Ces qualités, on ne les trouve pas toujours chez ceux que l'on appelle « *arracheurs de dents* ».

L'extraction d'une dent est forcément douloureuse. Elle entraîne la perte d'un organe utile. Aussi le dentiste consciencieux ne s'y résout-il que dans les cas urgents. Des accidents assez graves accompagnent ou suivent quelquefois l'avulsion d'une dent. Ils sont la conséquence de l'inexpérience de certains opérateurs, habiles à vous arracher une bonne dent en croyant saisir la mauvaise.

Aussi ne saurions-nous trop vivement engager les malades à s'adresser, non à ces dentistes improvisés, qui *arrachent et posent les dents à l'instar de Paris*, mais à un dentiste compétent et connu.

Quand une dent n'est plus susceptible d'aucun traitement, il est plus utile de la faire extraire que de la garder.

La douleur habituelle aux extractions peut d'ailleurs être évitée par les anesthésiques.

## DES ANESTHÉSIQUES.

Nombre de personnes craignent la douleur de l'extraction d'une dent et ont recours au sommeil produit par les anesthésiques.

Malgré certains préjugés, les anesthésiques sont journellement employés.

Nous avons d'abord le protoxyde d'azote, (gaz hilarant, appelé ainsi parce qu'il provoque le rire chez ceux qui le respirent). Il produit en peu de temps une anesthésie complète, qui dure deux ou trois minutes et permet d'opérer le patient sans qu'il souffre. Le réveil s'effectue naturellement, sans qu'il reste d'abattement, de malaise. Ce gaz ne présente dans son emploi aucun danger.

Les personnes qui craignent la douleur d'une opération de courte durée peuvent en toute sécurité se faire endormir avec cet anesthésique.

Nous avons aussi à notre service un appareil d'anesthésie locale permettant d'éthériser les parties de gencive qui environnent la dent à enlever, et ne provoquant point le sommeil. Cet appareil, qui produit un froid intense, permet d'extraire une dent ou racine sans douleur.

La cocaïne ou injections hypothermiques titrées, ou en applications directes sur la gencive, est aujourd'hui employée avec de bons résultats.

Les journaux scientifiques parus dans ces derniers temps, nous font connaître les expériences de deux nouveaux anesthésiques, le bromure d'Ethyle, et le chlorure de Méthyle ; cette dernière substance, comme anesthésique local, nous offre, croyons nous, des avantages pour l'extraction des dents. Un avenir prochain nous fixera à ce sujet.

---

# DES DENTS ARTIFICIELLES.

La prothèse ou pose des dents comprend un certain nombre de procédés mécaniques qu'il est inutile de développer ici. Nous nous contenterons de donner un aperçu des principaux appareils, pour que nos lecteurs aient une idée de cette partie de l'art dentaire.

Disons en passant qu'il faut se défier des dentistes qui prétendent avoir des procédés nouveaux, des systèmes américains inconnus jusqu'à ce jour, qui posent des dents perfectionnées, blindées sans plaques, garantissant vingt années les dentiers, et, qui ont avec cela des prix très allèchants. Ce genre d'annonce attire toujours quelques clients, qui sont hélas, trop souvent, victimes de leur confiance, et, découragés de leurs mécomptes, se repentent de ne pas s'être adressés de suite à une maison sérieuse.

La perte d'une ou de plusieurs dents est toujours une chose très fâcheuse et, rien n'est plus disgracieux chez la femme surtout, que l'absence des dents.

Au point de vue de la prononciation, le manque des dents antérieures est une très grande gène, surtout quand il faut parler fort.

Tout le monde sait, que la digestion est la première des conditions d'une bonne santé. Mais la digestion ne peut se faire que si les aliments ont été bien broyés et ensalivés ; or il est matériellement impossible de mastiquer la nourriture sans dents, et nous combattrons toujours par cette logique les personnes qui soutiennent le contraire.

Les médecins voient tous les jours décroître et disparaître, sous l'application d'un dentier, un grand nombre d'affections stomacales et intestinales contre lesquelles les ressources de la médecine étaient jusqu'alors restées impuissantes.

Tous les Médecins prennent donc en grande considération la manière dont se fait la mastication chez les personnes atteintes d'affections des voies digestives ; ils ordonnent toujours la pose d'un dentier à celles qui n'ont que peu ou plus de dents.

Le remplacement des dents n'est pas une simple affaire de coquetterie ; le plus souvent c'est la santé qui l'exige ; aussi de nos jours n'en fait-on plus mystère comme jadis.

Nous employons, suivant les cas, des dents naturelles ou des dents artificielles. Les secondes sont d'un usage plus fréquent.

Les matières dont on se sert pour le montage des dents sont : l'or, le platine, l'aluminium et le caoutchouc vulcanisé.

Cette dernière substance, si généralement usitée maintenant, a été appliquée pour la première fois, en 1854, par mon beau-père, feu M. Ninck, chirurgien-dentiste à Nice, qui s'est distingué dans l'art dentaire par plusieurs inventions remarquables.

Une autre substance, connue sous le nom de celluloïde, est aussi employée comme base des dentiers. Les pièces que nous avons faites de cette matière, il y a quelques années, n'ont pas répondu entièrement à notre attente, car nous avons constaté que, quoique solide et légère, elle n'était pas exempte d'altération. Une amélioration dans sa composition la rendra peut-être irréprochable dans un avenir prochain.

Nous donnons la préférence à l'or pour la pose des dents supérieures : ce métal a l'avantage d'être facilement aminci et est des plus solides.

La vulcanite, d'une résistance très grande, est aussi employée comme base pour les pièces supérieures, mais offre plus de volume que l'or.

Nous appliquons avec d'excellents résultats pour la mâchoire inférieure, des pièces fondues en métal, qui par leur poids se maintiennent parfaitement en place.

Les dents d'hippopotames (osanores), dont on faisait jadis un si grand usage, sont encore employées de nos jours, mais pour des cas spéciaux.

Le choix de la matière pour montage de dents doit être subordonné aux dispositions si diverses qu'offrent les différentes bouches. Un procédé unique ne saurait en effet suffire à tous les cas.

Les dents se placent à pivot, à crochets, à succion et à ressorts.

Nous nous étendrons un peu sur la dent à pivot.

Cette dent, la plus simple, est aussi la plus solide. La pose consiste à couper au collet le reste de la couronne de la dent à remplacer et à élargir le canal radiculaire où est logé le nerf ; puis on ajuste sur la racine une dent à laquelle est adapté un pivot en platine ou en or, que l'on fixe dans l'ouverture. La dent ainsi assujettie remplace avec avantage la dent naturelle. Elle demeure en place et ne demande d'autres soins que ceux de la propreté ordinaire.

Il existe, et bien à tort, beaucoup de préjugés contre les dents à pivot. Non-seulement elles sont les moins embarrassantes, mais elles sont aussi les plus durables, si l'opération a été faite dans de bonnes conditions. Malheureusement, neuf fois sur dix, ces conditions font défaut. Or, il est absolument nécessaire, pour la durée de la dent à pivot, que la racine destinée à la recevoir soit exempte de carie et saine du canal du nerf et du périoste.

Il est notoire qu'une racine, atteinte d'inflammation ou

de fistule, sur laquelle on fixe une dent à pivot, devient par ce fait plus malade, et les abcès et fluxions en sont les conséquences directes. Aussi n'est-il pas étonnant que l'on impute à la pose de la dent les complications survenues; mais elles ne sont le fait que du mauvais état de la racine. Il ne s'agit donc que de la soigner avant d'établir la dent à pivot.

Les dents à crochets sont, comme leur nom l'indique, fixées dans la bouche avec des crochets, aux dents qui subsistent encore. Ces crochets sont toujours en or ou en vulcanite. La durée de ces pièces est très-longue quand les crochets sont bien ajustés aux dents; et, au lieu de les fatiguer ou de les ébranler, ils leur servent pour ainsi dire de tuteurs.

Les pièces à succion ne se font que pour la mâchoire supérieure. Leur base couvre en partie la voûte palatine, il n'y a ni crochets ni ressorts. On leur a donné ce nom parce que, par un mouvement de succion de la langue, le vide se fait dans la cuvette qui s'adapte au palais et s'y maintient par la pression atmosphérique.

Dans le premier moment ces pièces sont gênantes. Mais au fur et à mesure que l'adaptation se fait, leur incommodité disparaît.

C'est à une description pompeuse de ces pièces qu'ont recours certains dentistes pour attirer à eux le public ignorant, étonné de lire parmi les annonces de journaux : « Dents sans crochets ni ressorts ».

Enfin les dents posées avec des ressorts se fixent sur les maxillaires ; ceux-ci, par leur pression, les maintiennent toujours à leur place. Ces dentiers sont employés pour les personnes qui n'ont plus de dents ou qui n'en ont plus que quelques-unes n'offrant pas assez de solidité pour y adapter des crochets, et dans le cas, où la pose d'une pièce à succion n'est pas indiquée.

Dans beaucoup de cas, nous laissons les racines qui peuvent exister si elles sont solides et exemptes d'inflammation, s'il reste quelques dents bonnes on les conserve aussi.

Ces explications succinctes montrent que l'on peut, dans tous les cas, et quel que soit l'état de la bouche, remplacer les dents qui manquent.

Beaucoup de gens se figurent que la pose des dents est douloureuse : rien n'est plus inexact. On croit aussi qu'elles finissent par dégager une mauvaise odeur, qu'elles ne tiennent pas, etc... Les personnes qui portent des pièces dentaires fabriquées par un bon dentiste ne partagent pas ces erreurs.

Les dents artificielles doivent, comme les dents naturelles, être entretenues avec le plus grand soin. Il faut les retirer tous les jours pour les brosser avec du savonponce ou une poudre quelconque.

On ne garde généralement pas le dentier pendant la nuit ; on le place dans un verre d'eau et on le brosse soigneusement avant de le reprendre.

Toutes nos pièces dentaires se font dans nos ateliers et sous notre direction, ce qui nous permet de livrer des travaux d'une grande précision, et parfois dans un laps de temps relativement court.

Qu'il nous soit permis, en finissant de parler de la prothèse, de signaler un appareil prothétique qu'il nous a été donné d'exécuter dans un cas particulièrement intéressant. Nos lecteurs voudront bien ne point se tromper sur l'intention qui nous porte à leur présenter ce long document. Nous ne voulons que leur soumettre le résultat d'une opération qui a excité en son temps une vive curiosité et un intérêt non douteux.

« Nous, soussignés, membres de la commission départementale de réforme, à Nimes, déclarons qu'il nous a été présenté, à la séance du 19 juin 1871, le nommé Doubey, sergent au 67ᵉ de ligne, qui, à la bataille de Gravelotte, a reçu un éclat d'obus à la face, que cette blessure a déterminé une affreuse mutilation, dont voici le détail donné par le médecin-major du corps :

« Fracture par éclat d'obus, du maxillaire droit ; des-
» truction de la moitié antérieure de la voûte palatine et
» du plancher des fosses nasales ; énorme perte de
» substances des parties molles ; la lèvre supérieure en
» totalité, l'aile du nez et la joue du côté droit sont dé-
» truites ; la cavité buccale est largement ouverte et
» reste sans protection contre les agents extérieurs ».

» Il résulte de ces désordres :

» 1° Une mutilation épouvantable qui prive Doubey de bien des jouissances de la vie, et le rend un objet de commisération pour tous ceux qu'il approche ;

» 2° L'impossibilité de boire sans biberon et de se nourrir d'autres aliments que de potage ou de bouillies ;

» 3° La parole est rendue presque inintelligible, par suite de l'impossibilité de prononcer les consonnes, telles que les labiales et certaines linguales.

» Pour réparer tous ces désordres, M. Emile Schwartz, chirurgien-dentiste, à Nimes, a été chargé d'exécuter un appareil prothétique, lequel remplit parfaitement les fonctions qu'il en attendait ; car nous avons constaté que le sergent Doubey, muni de son obturateur, qu'il déplace à volonté, peut :

» 1° Parler facilement et d'une voix intelligible ;

» 2° Mâcher sans douleur, boire sans biberon ou vase spécial, et, de plus, fumer ;

» 3° Que sa physionomie qui, auparavant, était repoussante, est actuellement presque naturelle ; une moustache artificielle, ingénieusement fixée à l'appareil obturateur, orne sa figure et lui donne une expression qui n'attire plus l'attention ou la pitié.

» Après avoir constaté tous les avantages résultant de l'obturateur exécuté par M. Emile Schwartz, nous lui avons adressé nos félicitations et nos éloges d'autant plus volontiers que l'exécution en était très difficile, et faite avec un parfait désintéressement.

» Nimes, le 21 juin 1871. »

On signé : MM. le Commandant de recrutement, — Commandant de gendarmerie, — l'Intendant, — le Général de la 10e division militaire, — MM. les Médecins civils et les médecins-majors des 56e et 67e de ligne.

# OBSERVATIONS SUR LA DENTITION DES ENFANTS.

Les parents ne se préoccupent guère de la dentition des enfants que *lorsqu'ils les voient souffrir*. Ils ont le grave tort de penser qu'il est inutile de soigner les dents de lait, destinées à tomber.

C'est généralement à l'âge de 4 ans que les enfants ont toutes leurs premières dents, dites *de lait* ou *temporaires* Elles sont au nombre de 20.

A 5 ans pousse la 1re grosse molaire permanente. Cette dent, la 3e molaire des enfants, *ne se renouvelle pas*.

Nous appelons particulièrement l'attention des parents sur cette dent qui se carie 87 fois sur 100.

Le remplacement des dents de lait commence en moyenne à 6 ans et se continue jusqu'à 13 ans.

C'est pendant cette période de 7 années que la dentition des enfants exige la plus grande surveillance. Nous le savons, chez beaucoup d'entre eux, le renouvellement se fait d'une façon normale. Mais le plus grand nombre a besoin du secours du dentiste pour favoriser et diriger l'évolution des secondes dents.

Les dents de lait doivent être enlevées, pour céder la place aux dents permanentes, à des moments déterminés.

Si les premières restent trop en place, elles sont un obstacle à celles qui poussent en dessous, qui prennent alors une mauvaise direction, et forment ce qu'on appelle des surdents.

Souvent même le germe de la deuxième dent ne se

développe pas et s'atrophie : la dent de lait reste ainsi en place.

Quand le dentiste a jugé l'enlèvement d'une dent de lait nécessaire, les parents doivent résister aux appréhensions des enfants. La douleur que cause cette opération est légère, insignifiante, et cela parce que les racines de ces dents sont presque toutes résorbées par la poussée des dents en dessous.

Selon nous, les parents doivent préparer leurs enfants par le raisonnement et les décider à l'opération, en leur faisant bien voir les ennuis et les souffrances que ne manquerait pas de leur causer l'absence de soins des dents.

Il faut aussi habituer les enfants à se laver les dents tous les matins, éviter de leur donner trop souvent des *douceurs*, le sucre étant un des agents les plus destructeurs des dents.

Les dents des enfants sont très sujettes à la carie. On s'imagine que les arracher est la chose la plus simple du monde. C'est une erreur : il faut procéder pour les premières dents avec la même prudence que pour les dents permanentes : c'est-à-dire, les soigner, les obturer, dès qu'on les voit attaquées et ne les enlever que dans le cas de nécessité.

Comme ils n'en ont qu'un nombre restreint, on les priverait d'un organe dont ils ont grand besoin, sans compter que, en supprimant une dent avant l'époque voulue, il peut survenir des difficultés dans la sortie et la régulière croissance des dents permanentes.

C'est à l'âge où les enfants, commençant à se développer, auraient le plus besoin de rester sous la surveillance de leurs parents, qu'on est obligé souvent de les placer dans des pensions éloignées où on ne peut leur faire que de rares visites. Les parents, se fiant aux promesses qu'on leur a faites, croient que tous les soins sont prodigués à leurs enfants ; parmi ceux que l'on néglige souvent, il faut citer les soins que réclament les dents. Lemaire dit à ce sujet : « Malheureusement un grand nombre de pensions ne répondent point aux vœux des pères et des mères de famille, qui trop souvent sont trompés par des promesses : aussi, n'est-il pas rare de voir des demoiselles de quatorze ou seize ans, ayant des têtes dignes du pinceau de Raphaël, affligées de dents qui font peur. »

» J'engage donc les mères, quand elles se séparent de leurs enfants pour les confier à des mains étrangères, à s'informer s'il y a un dentiste attaché à la maison où ils doivent être élevés. Un des premiers devoirs d'une institutrice ou d'un instituteur jaloux de mériter la confiance des parents est de faire choix d'un dentiste éclairé, au lieu de se procurer à vil prix, comme cela se fait quelquefois, un barbare ignorant, ne songeant qu'à arracher ce qu'il ne sait pas conserver. Le maître de pension prendra donc un bon chirurgien-dentiste, qui visitera la bouche de tous les élèves tous les deux mois. Cette précaution est indispensable, car si on ne surveille pas le développement des secondes dents, les enfants peuvent éprouver une foule de maux imprévus qui insensiblement affaiblissent et altèrent la constitution. »

Ces sages conseils sont rarement mis en pratique; aussi n'est-il pas surprenant de voir la bouche de tant de jeunes gens dans un état déplorable, nous disons déplorable, car bon nombre nous sont conduits, ayant cinq, six ou dix dents complètement altérées par la carie qui poursuit chez eux ses ravages jusqu'au jour où, la douleur étant insupportable, on songe à consulter le dentiste, dont l'œuvre est alors beaucoup plus compliquée, beaucoup plus difficile et, disons-le, plus coûteuse.

Chose curieuse, ce sont toujours ceux dont les dents

réclament le plus de soins qui se refusent à les faire examiner et soigner.

Au surplus, les soins que le dentiste est obligé de leur donner leur font perdre, à ceux du moins qui font leurs études, un temps précieux.

La simple visite régulière de la bouche préviendrait ces graves inconvénients.

Nous voudrions nous étendre davantage sur cette question des secondes dents, en résumant l'étude du docteur Magitot sur l'éruption des dents, tirée de son remarquable ouvrage sur les *Anomalies dentaires*, et celui du docteur Gaillard, mais il faudrait entrer dans de trop longs détails.

Nous relaterons simplement un fait personnel. Il montrera combien l'éruption de la deuxième dentition est parfois grave et bizarre dans sa direction anormale. Nos lecteurs auront en outre une idée de la greffe dentaire par transposition.

Une jeune fille de 12 ans, Mlle E. B., de..., près Uzès, nous est présentée par ses parents. Ils venaient nous consulter sur les moyens de corriger une irrégularité des dents.

Voici dans quel état se trouvait la bouche :

« La canine du côté droit du maxillaire supérieur avait
» fait son évolution entre les deux incisives centrales.
» Elle avait relevé l'incisive droite de manière à former
» une ligne droite dans l'alignement des molaires. L'es-
» pace entre les grandes incisives était de 10 millimètres
» environ ; la lèvre était fortement surélevée ; la cou-
» ronne de la canine était un peu sortie et présentait une
» surface bombée ; la petite incisive était contiguë à la
» 1re petite molaire. Le côté gauche était dans l'état
» normal. »

On le voit, le cas était surprenant.

## Planche explicative d'un cas de Transplantation

*(fait relaté Page 30).*

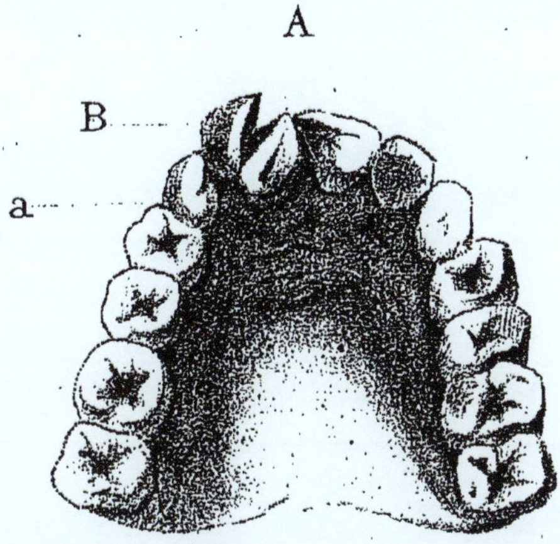


FIG. 1

Aspect des Dents avant l'Opération

A *Position anormale de la Canine.*

a *Place naturelle que devait occuper cette Dent.*

B *Gde Incisive déjetée par la Canine.*

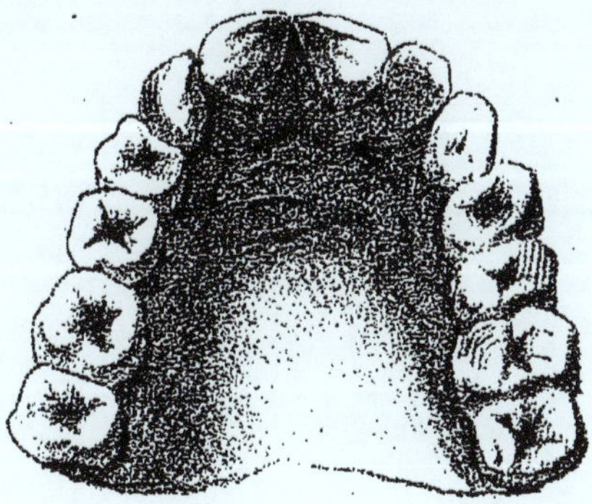

FIG. 2

après la Transplantation

*L'Incisive* B Fig. 1 *est transplantée à la place de la Canine enlevée.*

Nous enlevâmes la canine. Sa couronne offrait une singulière anomalie de volume ; elle était deux tiers plus grande que la canine normale.

Nous eûmes l'idée de ramener l'incisive à sa place par les moyens ordinaires de redressement. Mais après examen, nous résolûmes d'enlever cette incisive et de la placer dans l'alvéole de la canine extraite.

La dent fut donc enlevée, mise à la place de la canine avec toutes les précautions nécessaires. Puis nous plaçâmes un appareil de contention pour empêcher la dent de remuer. La malade resta dix jours à Nimes sans douleur. Elle rentra chez elle, et huit jours encore après revint dans l'état le plus satisfaisant.

Un mois plus tard nous lui enlevions la pièce de maintien qu'elle ne portait plus que pour les repas.

La dent était parfaitement solide, et fonctionne comme si elle était dans son alvéole propre.

Le traitement de ce cas rare et compliqué a donc été suivi d'une guérison absolue.

De pareils désordres ne se produiraient pas, si les parents avaient soin de conduire leurs enfants chez le dentiste en temps opportum.

## REDRESSEMENT DES DENTS.

Les anomalies de direction et de position de dents chez l'homme sont relativement nombreuses, car d'après nos observations personnelles sur un nombre de 2,000 élèves des deux sexes, des établissements d'éducation, on trouve une moyenne de 24 jeunes gens ayant des dents mal rangées.

Rien n'est plus disgracieux, chez les jeunes filles surtout, qu'une dentition mal disposée, et cet état si l'on n'y porte remède chez l'enfant, loin de se modifier, s'aggrave vers l'âge de 20 ans, c'est-à-dire au moment de l'éruption des dents de sagesse.

L'irrégularité des dents est toujours, à part le cas d'hérédité, la conséquence du manque de surveillance pendant l'évolution de la seconde dentition.

Il a beaucoup été écrit sur cette question, et l'œuvre du docteur Magitot est sans contredit la plus importante (1).

On entend par redressement l'opération qui consiste à ramener à leur place et dans leur alignement les dents déplacées. C'est une des plus difficiles opérations de notre art. Différents appareils et moyens sont employés à cet effet ; les exposer serait trop long et, sortirait du cadre de cet opuscule.

Pourtant, nous accorderons une mention à l'ouvrage et à l'appareil du docteur Gaillard, qui permet de ramener dans leur alignement les dents les plus mal placées, avec sûreté, sans douleur pour les enfants, qui n'occa-

(1) *Anomalies du système dentaire.* Paris 1877. Masson, éditeur.

sionne pas la gène et l'ennui des volumineux appareils en caoutchouc, qui donnent des résultats moins sûrs et d'une lenteur désespérante.

C'est toujours un grand souci pour les parents de voir leurs enfants avec des dents mal rangées et, quand ils pensent à consulter le dentiste, ils ne savent pas toujours où placer leur confiance ; aussi prennent-ils un peu conseil chez plusieurs dentistes, dont les appréciations sont bien souvent opposées, ce qui fait augmenter leur indécision.

Nous répéterons donc ici ce que nous disions dans notre précédente édition : le redressement des dents ne doit être confié qu'au dentiste désigné par le médecin de la famille qui devra être consulté à cet effet. C'est la meilleure garantie pour les parents qui éviteront de courir à l'aventure comme cela se voit.

Le redressement ne se pratique guère que sur des sujets jeunes. Pourtant il serait imprudent de vouloir régulariser des dents à un enfant trop jeune, parce que chez lui elles n'ont pas encore acquis leur complet développement, ce qui nous fait souvent renvoyer de deux ou trois années l'époque de l'opération.

L'âge le plus propice est de 10 à 16 ans.

## DE LA GREFFE DENTAIRE.

Tout le monde a été surpris par une réclame des journaux parlant de la greffe dentaire.

Nos clients nous ont interrogés là dessus, aussi croyons-nous très opportun d'en dire quelques mots ici ; nos lecteurs verront une fois de plus à quelle réclame s'accrochent certains dentistes pour attirer à eux les naïfs.

L'origine de la greffe dentaire remonte au XIe siècle, et c'est Ambroise Paré qui a traité le premier de cette opération.

Depuis, tous les auteurs s'en sont occupés, et ces dernières années les docteurs Magitot, David, etc, ont publié les résultats de leurs expériences. Jusqu'à ce jour, personne n'avait songé à s'en servir comme réclame, un étranger en eut l'idée, (les étrangers osent tout en France) c'était du nouveau pour le public, mais l'Association des dentistes français apprécia sévèrement le procédé.

La greffe dentaire consiste à *transplanter une dent saine, fraîchement arrachée, dans l'alvéole d'une autre dent qui vient aussi d'être enlevée.*

Cette opération peut se faire d'un individu à l'autre, c'est la greffe par transplantation. Exemple : Une dame a une dent de devant très laide, on la lui arrache et on plante dans l'alvéole une dent qui vient d'être arrachée à une autre personne. Cette dent saine reprend et se consolide moyennant certaines conditions.

La greffe prend le nom de greffe par transposition quand la substitution se fait dans une alvéole du même sujet.

Cette greffe est très rare, et le docteur David, l'éminent Directeur de notre École dentaire à Paris, ne cite dans ses écrits qu'un seul fait à sa connaissance. Nous renvoyons ici nos lecteurs à la page 30 où nous relatons un cas qui nous est personnel de greffe par transposition.

Il faut donc pour greffer une dent, trouver d'abord une *dent naturelle saine* analogue à celle que l'on veut remplacer. Où la trouver? qui la fournira? un pauvre diable, un auvergnat? car ce n'est ni une dent privée de vie, ni une dent artificielle qui peut servir! c'est une dent naturelle et fraîchement arrachée qu'il faut! Encore faut-il que le sujet qui la fournit soit exempt de toute maladie infectueuse, qui pourrait facilement être transmise malgré toutes les précautions.

Et les insuccès? Dans certains cabinets dentaires cela n'a pas d'importance, mais en province l'histoire d'une non-réussite se raconterait dans tous les départements voisins.

La greffe dentaire est une opération qui n'est ni longue ni difficile, mais curieuse au point de vue physiologique, elle n'entrera probablement jamais dans la pratique journalière.



Nîmes — Typ F. Chastanier, 12, Rue Pradier

www.ingramcontent.com/pod-product-compliance
Ingram Content Group UK Ltd.
Pitfield, Milton Keynes, MK11 3LW, UK
UKHW032012260826
14628UKWH00005B/2449

9 782019 639037